AF315099

NOTE

SUR LA

MOLE HYDATOÏDE

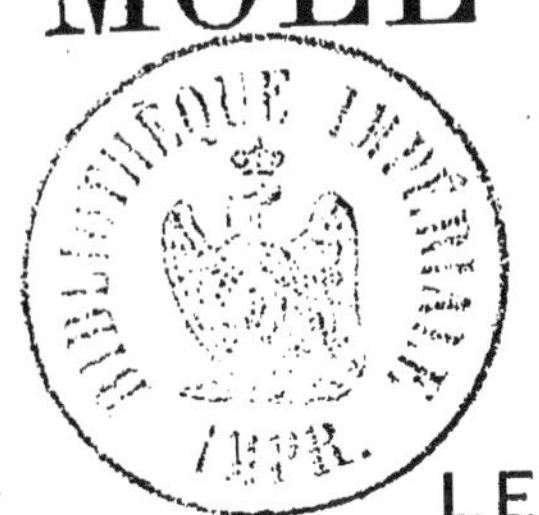

PAR

LE Dr ANCELET

(DE VAILLY-SUR-AISNE)

Membre correspondant de la Société impériale de Chirurgie

PARIS

IMPRIMERIE L. POUPART-DAVYL

30, RUE DU BAC, 30

—

1868

NOTE

SUR LA

MOLE HYDATOÏDE

Les môles vésiculaires sont rares : sur 20,375 accouchements faits à l'hospice de la Maternité, madame Boivin n'en a rencontré qu'un seul cas et un autre dans sa clientèle privée ; Antoine Dubois n'en avait point vu dans sa longue pratique. Desormeaux et Paul Dubois, dans leur savant travail sur les maladies de l'œuf, ne signalent aucun fait nouveau, et ce dernier observateur disait en 1858 qu'il n'avait que peu d'expérience sur ce sujet, à propos duquel il n'avait point fait de recherches particulières. Enfin les divers recueils que j'ai pu consulter n'en contiennent qu'un petit nombre, d'ailleurs, pour .a plupart incomplets et obscurs. *Non ita casus vulgaris est quin mereatur recenseri*, dit Haller. C'est pourquoi j'ai pensé que celui que j'ai rencontré pouvait présenter quelque intérêt, et, sans que je veuille entrer, quant à présent, dans de longs développements, ce fait nous fournira l'occasion d'exposer, de discuter brièvement les points principaux de l'histoire de ces productions.

Expulsion d'un œuf à six semaines. — A neuf mois, expulsion d'une môle hydatoïde. — Phénomène semblable chez la sœur du sujet. — Caractères spéciaux de la môle.

Madame P..., de Nampteuil-la-Fosse (Aisne), âgée de 38 ans, est mère de trois enfants : un fils de 17 ans, deux filles de 16 et 14 ans, tous nés à terme et sans que les grossesses aient présenté rien de particulier. D'ailleurs, la santé générale antérieure de cette dame ne donne lieu à aucune remarque spéciale.

En février 1866, elle devint enceinte une quatrième fois. Six semaines après, c'est-à-dire vers la fin de mars, sans cause appréciable, elle fit une fausse couche qui s'accompagna d'une hémorrhagie peu abondante, et la malade fut bientôt rétablie.

Violemment éloigné alors de ma clientèle, je ne pus voir le produit de l'avortement, mais le mari, instituteur très-intelligent, que j'interroge de façon à ne pas dicter ses réponses, m'expose avec une grande netteté que la pièce expulsée avait la forme et le volume d'un œuf de poule, à parois transparentes, laissant voir dans sa cavité un embryon encore mal formé, long d'un pouce environ. Ainsi l'état de l'œuf concordait avec l'âge qui lui était assigné.

Les règles reparurent aux époques habituelles, plus abondantes qu'à l'ordinaire, avec une durée de deux ou trois jours en plus. Il y avait, dans l'intervalle, un écoulement muqueux accompagné de douleurs lombaires et d'un état de malaise général.

Je fus consulté en septembre.

J'appris alors les particularités qui précèdent. Le toucher vaginal fut ajourné, par la malade, à une prochaine séance; mais je constatai que l'utérus était médiocrement développé et s'élevait à peu près à quatre travers de doigts au-dessus de la symphyse du pubis. Sa forme, sa consistance ne présentaient rien d'anormal. Quinze jours auparavant, cette dame avait été consulter le docteur Marcotte, de Soissons, qui avait constaté un abaissement de l'utérus, ainsi qu'elle me le dit plus tard, mais cet habile confrère n'en a conservé aucun souvenir et ne peut me fournir aucun renseignement sur ce sujet.

Les règles, suspendues en septembre, revinrent en octobre à l'époque ordinaire.

Dans la nuit du 14 au 15 novembre, je fus mandé, le commissionnaire m'annonçant que madame P... avait une perte et qu'après un quart d'heure de douleurs expulsives, elle avait rendu quelque chose d'analogue à des œufs de grenouille.

A mon arrivée, on me présenta en effet la pièce qui va être décrite. Pendant la soirée, la malade avait été prise de malaise général et de coliques vagues, qui ne l'avaient point inquiétée. L'utérus atteignait à peine l'ombilic; depuis mon examen fait en septembre, il s'était accru avec la même lenteur que dans les grossesses précédentes, et elle se croyait encore loin du terme présumé de l'accouchement en tenant compte surtout de l'avortement qui avait précédé. Vers minuit, ces douleurs avaient augmenté d'intensité, étaient devenues expultrices, une hémorrhagie assez abondante avait eu lieu, puis l'expulsion de la môle. A trois heures, l'hémorrhagie ne présentait plus aucun caractère alarmant. Il y avait un peu d'abaissement, le col, dilaté comme une pièce de 10 centimes, contenait des caillots, l'utérus était notablement revenu sur lui-même, mais encore très-proéminent dans la cavité abdominale.

La malade perdit encore, pendant quelques jours, une certaine quantité de sang liquide ou en caillot, mais ne rendit rien qui ressemblât à des débris de placenta ou de membrane caduque. Elle eut un peu de fièvre; les seins se gonflèrent et donnèrent un peu de sérosité mais rien de plus, et elle put bientôt reprendre ses occupations. Sa santé s'est complétement rétablie et n'a rien presenté depuis cette époque.

Chose singulière! dix-sept ans auparavant, la sœur de cette dame, qui habite les environs de Saint-Quentin, avait rendu une môle que l'on me dit en tout semblable à celle-ci.

La pièce qui est mise sous mes yeux se présente sous la forme d'une membrane irrégulièrement circulaire, à bords déchirés, de 25 à 30 centimètres de diamètre au moins, épaisse de quelques millimètres seulement et de consistance fibreuse.

L'une de ses faces, rouge, d'apparence réticulée, présente des prolongements membraneux et filamenteux, et rappelle exactement l'aspect d'une muqueuse détachée des parties auxquelles elle adhère.

L'autre face, qui attire plus particulièrement l'attention, est tout entière recouverte d'une multitude de kystes d'un blanc légèrement rosé, à demi transparents, un peu opalins, dont le volume varie à l'infini de celui d'une tête d'épingle à celui d'un œuf de pigeon. Ils sont disposés en plusieurs couches superposées, de telle sorte que les plus volumineux sont les plus superficiels. L'ensemble rappelle assez bien l'aspect d'une grappe de raisin, mais un examen plus approfondi va nous démontrer que ce n'est là qu'une simple apparence.

Disons de suite, pour n'y plus revenir, que des caillots sanguins couvrent cette surface en certains points et pénètrent même dans les interstices; mais ils n'ont contracté avec elle aucune adhérence et peuvent être facilement enlevés.

Les kystes sont uniloculaires, non cloisonnés. Ils sont remplis d'un liquide de couleur citrine, transparent, filant, qui ne fut point analysé; il est identique dans chaque vésicule et ne présente pas dans e voisinage des caillots la teinte plus ou moins rosée que l'on a constatée dans certains cas. L'enveloppe est constituée par deux membranes minces, à peu près d'égale épaisseur, contiguës, adhérentes, néanmoins facilement séparables, surtout dans les kystes les plus développés. La face adhérente de chacune d'elles est filamenteuse; la face externe de la membrane externe, la face interne de la membrane interne est lisse, onctueuse, et, à l'œil nu, elles offrent toutes deux le même aspect. La surface extérieure de quelques-uns de ces kystes présente un, deux, trois kystes plus petits, mais il y a entre eux simple juxtaposition de leur membrane interne. En effet, en agissant avec précaution, on peut les enlever dans leur intégrité et l'on constate que la tunique externe se continue avec celle de la vésicule la plus considérable, tandis que l'interne est contiguë à la couche correspondante, à laquelle elle adhère plus ou moins intimement, dans une étendue plus ou moins considérable. Aussi souvent que je renouvelle cette expérience, je constate la même disposition, et jamais une communication réelle entre plusieurs kystes, quel que soit leur degré de développement réciproque. Dans les cas où l'on aurait pu croire à une communication, il était aisé de s'assurer qu'il y avait seulement déchirure, car l'une des deux vésicules en expérience était intacte.

La disposition était la même dans les vésicules plus développées qui, comme je l'ai dit, étaient plus superficielles. Elles adhéraient à une vésicule plus profonde, et cette adhérence se présentait sous trois formes qui étaient évidemment une simple modification, un état plus avancé du mode d'adhérence ci-dessus décrit : tantôt il y avait seulement adhérence en un point de deux sphères contiguës; tantôt ce point d'adhérence s'était allongé verticalement et formait ainsi un pédicule plein plus ou moins étendu; tantôt enfin le pédicule était conique, creux, en communication directe avec la vésicule à laquelle il appartenait, c'est-à-dire, en somme, que cette vésicule était pyriforme; mais il était aussi oblitéré à sa partie supérieure et il était aussi impossible de faire refluer le liquide d'une vésicule dans l'autre.

Outre ce pédicule principal, de différents points de la périphérie du kyste partaient des filaments très-déliés, très-tenus qui suivaient diverses directions, s'enchevêtraient quelquefois les uns dans les autres et allaient se rendre soit à la vésicule supérieure, soit à un groupe de vésicules, en rappelant la disposition des cordages qui unissent un ballon à sa nacelle, si l'on veut me permettre cette comparaison. La plus légère traction, le moindre attouchement même détruisaient ces adhérences et détachaient les kystes les plus développés.

Envisageant cet amas de vésicules d'une manière générale, en tenant compte du fait dominant, on pouvait distinguer cet enchevêtrement en trois couches assez mal délimitées, il est vrai : l'une, plus superficielle, composée en général de vésicules très-développées, moins nombreuses, facilement séparables; la plus profonde, composée d'un nombre infini de vésicules plus petites, très-adhérentes; et enfin une couche intermédiaire par sa position et le développement des parties qui la constituaient.

La dernière couche couvrait en totalité la membrane kystifère. En écartant ces derniers kystes, on constatait dans les interstices une surface absolument semblable à celle des kystes eux-mêmes, sans ligne de démarcation.

Il n'y avait absolument rien qui rappelât la forme d'une tige centrale, d'un pédoncule commun autour duquel les vésicules eussent été groupées. En réalité, elles n'étaient point *racemosæ*, elles étaient *pendulæ*.

Aucune trace d'embryon, ou de parties d'embryon.

Tel est le résultat de l'examen auquel je me livrai. J'étais à treize kilomètres de mon domicile, par un froid extrêmement rigoureux; craignant que ces conditions n'altérassent la pièce, je me dispensai de l'enlever pour le moment, et je recommandai de la mettre en place afin de l'examiner de nouveau dans la journée. Malheureusement, à mon retour, elle avait été jetée par mégarde.

Cette circonstance explique les regrettables lacunes que l'on remarquera dans cette observation. Je crois devoir les signaler afin que d'autres observateurs s'appliquent à les combler.

Ainsi, je me proposais :

De faire faire l'analyse chimique et microscopique du liquide et des tuniques d'enveloppe, en prenant les kystes à tous leurs degrés de développement;

De constater, au moyen de l'insufflation pratiquée avec précaution, l'indépendance absolue des différents kystes;

De rechercher si le pédicule, si le segment de la vésicule, situé au-dessus du point de départ des tractus filamenteux, étaient aussi composés de deux membranes ou d'une seule ; cette dernière circonstance devant les faire considérer comme des débris de la membrane externe commune déchirée par suite de l'accroissement excentrique des vésicules, la première tendant, au contraire, à y faire voir un produit de secrétion en voie d'organisation ;

Enfin d'examiner, au moyen de coupes, la membrane kystifère et surtout ses rapports avec les kystes auxquels elle donnait naissance.

Quoi qu'il en soit, cette observation m'a paru encore assez intéressante pour être publiée. J'en résume les principaux points :

Expulsion à six semaines d'un fœtus revêtu de ses membranes ;

Développement de l'utérus beaucoup moins prononcé que dans la grossesse ordinaire, contrairement à ce qui a été noté dans la plupart des cas.

Vers l'époque terminale de la grossesse, expulsion d'une môle vésiculaire.

De là cette question : Quel rapport y a-t-il entre l'avortement et la môle ? Y a-t-il eu double fécondation simultanée, l'un des deux œufs s'étant normalement développé et ayant été expulsé avant terme par suite de la présence de l'œuf anormal ?

Y a-t-il eu deux fécondations successives, celle qui a donné naissance à la môle étant postérieure à l'avortement ?

Y a-t-il eu une seule fécondation, le fœtus et la môle faisaient-ils partie du même œuf, et, dans ce cas, la coque qui entourait l'embryon était-elle l'amnios seulement auquel cas le chorion serait devenu le siége des vésicules ; la coque représentait-elle l'amnios et le chorion, et faudrait-il chercher ailleurs la membrane qui sert de substratum aux vésicules ? Après avoir mûrement réfléchi, c'est à cette dernière hypothèse que je m'arrête.

Bien qu'il ne m'ait point été possible de reconstituer la cavité du produit expulsé, sa disposition purement membraneuse dont aucune partie ne rappelle le placenta même ébauché, l'apparence de l'une de ses faces qui indique que cette face était *récemment* adhérente, l'intégrité des vésicules si fragiles, intégrité difficilement explicable en admettant leur contact direct avec les parois de l'utérus en travail; toutes ces circonstances m'ont fait rejeter l'idée d'une affection du chorion, et dès l'année dernière, en communiquant cette observation à la Société médicale de Reims, je demandais s'il n'y fallait pas voir plutôt une affection spéciale de la membrane caduque. Une étude plus approfondie du sujet a transformé pour moi cette hypothèse presque en certitude.

Quel est le siége, quelle est la nature de ces singulières productions?

Pour H. Cloquet, ce sont des acéphalocystes pédiculées en grappe (*acephalocystis racemosa*), libres dans la cavité utérine, naissant latéralement et d'une manière alterne à droite et à gauche, en avant et en arrière autour d'un pédoncule commun que Percy a vu dans deux cas différents s'agiter pendant quelque temps, et qui présente par conséquent les caractères de l'animalité.

Mais les observateurs qui l'ont précédé et suivi n'ont point retrouvé ce caractère, n'ont jamais constaté la présence d'échinocoques, et pour eux les môles hydatoïdes ne sont autre chose qu'une dégénérescence du produit de la conception.

Ainsi, d'après madame Boivin, qui la première a rassemblé les faits épars, tandis que la môle charnue, rouge, vasculeuse est le résultat du développement anormal du système sanguin de l'embryon ou de celui des annexes qui aurait été frappé de maladie, la môle blanche, hydatoïde ou vésiculaire, est occasionnée par une lésion de la coque membraneuse de l'œuf, avant le développement du système sanguinifère; la môle complexe, charnue et vésiculaire serait le produit de la maladie simultanée des deux systèmes vasculaires de l'œuf et le résultat de leur développement désordonné.

Il ne paraît point, d'ailleurs, qu'elle ait d'idées bien précises, car elle déclare successivement que c'est une affection des séreuses de la coque de l'œuf; qu'elle consiste en une disposition morbide des vaisseaux capillaires de l'amnios, que c'est une affection particulière du chorion et du placenta; puis que c'est une maladie des membranes de l'œuf et des villosités dont se recouvre une partie de leur surface.

Enfin Velpeau, Desormeaux, C. Robin leur assignent comme siége unique le chorion. Que s'il s'agit de déterminer la nature de l'altération, nous ne trouverons pas moins de divergences.

Bidloö, Vallisnieri, Sœmmering placent le siége des vésicules dans les vaisseaux lymphatiques. La circulation étant interceptée par une cause quelconque, les valvules deviennent adhérentes par leurs bords libres, les parties intermédiaires se dilatent en vésicules, puis graduellement les pédicules s'allongent. Mais y a-t-il des lymphatiques dans le placenta?. Reuss, Bartholin, Müller appliquent cette doctrine aux vaisseaux sanguins, mais, objecte M. Cruveilhier, on voit tous les jours l'interception du cours du sang amener l'oblitération complète; par conséquent, il ne suffit pas d'admettre l'oblitération des vaisseaux de distance en distance pour se rendre compte de la formation des vésicules; il faut, en outre, reconnaître une altération des parois vasculaires qui les ramène au type celluleux.

Telle est aussi l'opinion de Ruysch. Il les attribue à l'accumulation de sérosité dans le tissu cellulaire qui unit les tuniques vasculaires par suite de laquelle la cavité des vaisseaux s'efface et s'oblitère. Ce point fondamental de l'oblitération, de la disparition des vaisseaux établirait un rapprochement entre sa théorie et celle de M. Robin, dont il nous reste à parler.

Velpeau, madame Boivin, Desormeaux avaient déjà attribué la môle hydatoïde au développement exagéré des villosités choriales. M. le professeur Robin a développé cette théorie, qui a été exposée avec beaucoup de soin et de talent par M. Cayla, dans sa thèse sur l'hydropisie des villosités choriales, et qui est maintenant généralement acceptée (Mattei, Cazeaux, Courty, Joulin, Martin-Saint-Ange).

Selon cet habile observateur, il y a identité absolue de structure entre le chorion et ses villosités d'une part, d'autre part entre les vésicules hydatiformes et le chorion; d'où il suit que

celles-ci sont constituées par les villosités, les prolongements canaliculés du chorion.

Elles se produisent quand les villosités de la totalité ou d'une
partie du chorion dépourvues de vaisseaux par suite de la des-
truction précoce de l'embryon, se sont dilatées en vésicules
pleines de sérosité claire. Ces vésicules sont disposées en
grappes, ayant la forme des ramifications de chaque villosité
choriale ou placentaire, puisque ce sont leurs subdivisions qui
sont dilatées d'espace en espace sans que les villosités communiquent les unes avec les autres. Les villosités du chorion continuent à grandir en empruntant par imbibition des matériaux
de nutrition à la caduque utérine, bien qu'elles n'aient pas de
communications vasculaires directes avec elle et ne renferment
pas de vaisseaux du fœtus.

Je possède dans ma collection la preuve évidente de ce fait,
dit M. Martin-Saint-Ange. En effet, là où l'allantoïde vasculaire
de l'embryon ne s'est pas assez développée pour se mettre en
contact avec un certain nombre de villosités choriales primi-
tives, on voit celles-ci remplies de sérosité se développer déme-
surément et l'embryon périr, puis disparaître en partie ou en
totalité par une sorte de macération dans l'eau de l'amnios où
il est plongé.

En résumé, cette théorie est basée sur trois ordres de
preuves : l'identité de structure, le mode de ramification, la
situation des grappes, dit M. Cayla.

J'ai voulu soumettre ces questions au contrôle du plus grand
nombre de faits possible, et je suis parvenu à en réunir cent
six. Malheureusement, sous cette apparente richesse se cache
une misère très-réelle, et dans la plupart des cas la précision
brille par son absence. Cherchons néanmoins à démêler la
vérité.

I. — Si la théorie de M. Robin est vraie, les vésicules doivent
avoir pour *siége* constant la surface utérine du chorion. Or sur
quarante-sept observations qui nous fournissent des renseigne-
ments sur ce point, sept seulement rentrent dans cette catégorie. Elles sont dues à Albinus, Mercatus, Coste, Leray,

Dufour, Martin-Saint-Ange. Mais les vésicules étaient peu apparentes dans la plupart des cas, et peut-être n'y doit-on voir autre chose que des villosités plus développées que de coutume. Les vésicules siégeaient-elles bien à la face externe dans le cas de Gardien, qui dit : le sac ouvert a l'étendue de la main ; les corps grenus qui entourent la membrane se détachent successivement, ajoute Gardien, ils paraissent avoir été des corps vésiculaires ; et dans l'un de ceux de Martin, le jeune, qui se borne à dire : l'examen du corps étranger fit reconnaître un placenta dégénéré en une multitude de vésicules de divers volumes attachées à un sac membraneux. Enfin M. Cruveilhier écrit : en écartant les vésicules, on arrive à une membrane transparente, c'est le chorion. Sous le chorion très-tenu est l'amnios ; l'amnios ouvert, on pénètre dans une poche énorme : de l'un des bords de l'incision naît un cordon auquel pend un petit fœtus. Voilà bien cette fois les vésicules faisant partie du chorion, mais comment expliquer ce qui suit : le *chorion* et l'amnios sont *sains*, mais plus intimement unis que de coutume.

Les vésicules adhèrent à une membrane dont il est impossible de déterminer la cavité dans l'une des observations de Martin, le jeune, dans la mienne et dans celle de M. Depaul, que rapporte M. Cayla. La membrane est semblable à l'épichorion, plus épaisse, en un point, dans les deux faits de madame Boivin.

Elles sont suspendues à l'intérieur d'un sac membraneux dans les faits mentionnés par Leray, Lossius, Percy, Bremser, Malichecq, Tarneau, Dardignac, Fauconneau-Dufresne, Leclerc, Labrousse, Valeriola, Souville, Chevelier, Stalpart van der Wiell, Melcieul. Ce dernier dit, il est vrai, qu'elles adhéraient à la paroi de l'amnios, mais il ajoute que le placenta, le cordon, les membranes étaient dans leur état normal. S'agissait-il donc réellement de l'amnios ? J'avoue que je ne sais dans quelle catégorie placer le cas que Martin, le jeune, décrit comme il suit : Expulsion d'un placenta assez volumineux dont les membranes sont intactes. On remarque dans son épaisseur, tant à la surface qu'à l'intérieur, un grand nombre de vésicules ayant la forme de grappes de groseilles, séparées par des bandelettes de tissu spongieux de ce corps ainsi dégénéré. En le divisant, on ne trouve aucune trace d'embryon dans sa cavité qui est remplie par deux hydatides plus grosses que les autres.

Comme Lossius, M. Pelvet a eu l'occasion d'observer la môle encore contenue dans l'utérus, les vésicules étaient couchées sur les parois de l'utérus, fixées à sa face interne par une de leurs extrémités. Morgagni avait rencontré la même chose chez une chienne.

Enfin, elles adhéraient à l'une des faces du placenta (Haller, Morgagni, Leblanc, Villiers, Cruveilhier) ou à un corps que l'on peut considérer comme le placenta, et que les observateurs désignent sous le nom de placenta dégénéré (Nauche), de chair confuse (Mauriceau), de tissu analogue à un morceau de foie (Millot), de masse fibrineuse (Carteaux), de masse un peu parenchymateuse, bulbeuse (Bourguin), de tissu charnu, spongieux, vasculaire, friable (Bienfait, Garnier, Debourge, Gibert), de membrane ténue, adhérente à des masses semblables à un placenta multilobé (Dardignac). Leclerc les a trouvées adhérentes à une masse de couleur et de consistance du placenta, mais distincte du placenta auquel elle était attachée par plusieurs filets rouges liés ensemble au moyen d'une membrane commune. Etait-ce un placenta succenturié, ou une simple masse fibrineuse recouvrant une membrane?

Quelle face du placenta portait le produit pathologique? Il est évident que c'était la face fœtale, puisque les grappes étaient pendantes dans la cavité utérine. Brachet dit expressément qu'elles siégeaient à la face fœtale. Carteaux, il est vrai, dit bien qu'une grappe attenait à un petit placenta en raquette du côté opposé à l'insertion du cordon, mais que signifie ce mot : côté opposé? Est-ce la face opposée, par conséquent la face utérine? Ne veut-il pas plutôt parler seulement d'un point opposé du limbe?

De ce long exposé, malgré les obscurités de certaines descriptions, on peut conclure que si les vésicules ont été quelquefois rencontrées à la surface extérieure de l'œuf, sur le chorion, elles attenaient beaucoup plus souvent à une membrane adhérente à l'utérus, que nous aurons à déterminer, qui n'est point le chorion, et qu'elles étaient pendantes dans la cavité utérine.

II. — Examinons maintenant l'argument tiré du *mode de ramification* des grappes.

« Les vésicules ne sont point disposées les unes à la suite des autres, comme le seraient des varices séparées par des valvules intérieures, dit H. Cloquet, mais elles naissent latéralement et d'une manière alterne à droite et à gauche, en avant et en arrière d'un pédoncule commun... Les masses ont la figure d'une grappe en raison de l'agglomération du grand nombre d'individus qui les composent sur une tige centrale ramifiée et à l'aide de pédicelles ramifiés, disposition qui a été vérifiée par une foule d'accoucheurs et qui paraît constante. »

Telle est, en effet, la disposition que semble indiquer la dénomination d'hydatides en grappes employée par la plupart des observateurs, mais ne s'en sont-ils pas laissé imposer par une pure apparence?

Si nous ne nous contentons pas du simple énoncé du fait, voici ce à quoi se borne ce que nous avons noté :

Millot parle de longues queues à chacune desquelles tiennent huit ou dix vésicules par des pédicules. M. Destrez (de Vailly) dit qu'elles sont appendues à un pédicule commun; Franche, aux ramifications multipliées d'une tige centrale; Villiers, à des pédicules qui se rendaient à d'autres pédicules très-fins insérés sur des rameaux communs qui se rendaient à un centre plus massif; M. Depaul dit aussi qu'elles étaient appendues à une tige commune et formaient des grappes nombreuses. Mais y a-t-il bien une tige? « Les pédicules communs partent tous d'une membrane dont il a été impossible de retrouver la cavité. » M. Gibert dit aussi qu'elles sont appendues à un pédi- cule formé de tissu cellulaire, mais est-ce pédicule ou mem- brane qu'il faut lire? Il ajoute, en effet, qu'elles sont attenantes les unes aux autres, et M. Luys précise ce point en disant : Chaque dilatation vésiculiforme est constituée, soit par un ren- flement terminal d'une villosité, soit par des dilatations succes- sives et placées à la file de la cavité même de la villosité; elles

sont séparées par des espèces d'étranglements qui leur forment
des collets. En général, elles ont un pédicule étroit qui les relie
à la masse de la villosité; d'autres se continuent avec elle par
une large base d'implantation.

Rien donc, dans ces descriptions incomplètes, ne me paraît
établir la disposition en grappe d'une façon péremptoire. On
a accepté le mot parce qu'il correspondait à l'apparence superficielle et la description s'est adaptée au mot.

M. Cruveilhier nous fournit la preuve que ce n'est point là
une simple hypothèse : les vésicules, dit-il, sont tantôt agglo-
mérées au milieu d'un axe commun, verticéllées, tantôt disposées à la manière d'une grappe, alternes, opposées, quelquefois
très-rapprochées, d'autres fois séparées par un grand intervalle.
Mais après avoir ainsi sacrifié à l'usage, cet excellent observateur ajoute : « Elles présentent deux, trois, quatre, cinq pédicules, de sorte qu'*il n'y a pas de grappes* à proprement parler,
mais des espèces de *réseaux* formés par des vésicules liées entre
elles au moyen de filaments grêles et fragiles. » Et l'on recon-
naît la même disposition dans les courtes descriptions sui-
vantes : Les vésicules naissent les unes des autres, les der-
nières attachées à un pédicule (Haller). Les vésicules sont liées
entre elles de façon à présenter la forme de grappes ou de chapelets (Garnier). Une grappe de vésicules est constituée par de
longs chapelets de vésicules couchées sur les parois de l'utérus,
fixés à sa face interne par une de leurs extrémités... Une grande
vésicule est le plus souvent le point de départ des autres. Par sa
partie renflée, elle donne naissance à plusieurs petits prolongements filiformes qui se terminent par des vésicules plus
petites ; la même subdivision peut se répéter cinq à six fois et
donner naissance à de longues grappes (Pelvet).

Je conclus de ce qui précède que plus la description cesse
d'être banale, plus elle devient précise, plus aussi elle se rapproche du type que j'ai observé : il n'y a plus de grappe, il y
a un réseau ; les vésicules ne sont plus ramifiées autour d'un
axe commun, elles sont seulement appendues, attenantes les
unes aux autres et finalement à une membrane commune. Je
ne note qu'une différence, c'est que dans mon observation les

vésicules les plus volumineuses étaient les plus superficielles, et qu'une disposition inverse existait dans le cas de M. Pelvet. Ceci a une certaine importance au point de vue de l'hypothèse que l'on peut faire sur le mode de développement des vésicules.

Que l'on note bien ceci : je ne nie pas la possibilité de la disposition véritablement en grappe ; je dis qu'aucune des nombreuses observations que j'ai sous les yeux n'en démontre la réalité, et comme j'ai rencontré une disposition tout autre, je suis tenté de croire que l'on s'en est laissé imposer par une simple apparence. Ceci posé, et acceptant le mot grappe ainsi détourné de son sens primitif, ne signifiant plus qu'il y a un pédicule commun, mais que les vésicules naissent les unes des autres, nous pouvons accepter la description suivante de M. Cayla, qui tend à confirmer ce que nous venons de dire. La sagacité du lecteur distinguera ce qui est la réalité de ce qui se rattache à l'hypothèse qu'il soutient :

« Il est en général *assez facile* d'isoler les grappes les unes des autres et de suivre leur pédicule jusque sur le chorion, mais souvent l'intrication des filaments signalés dans le placenta s'est conservée dans la môle ; on a alors un *gâteau de kystes* à texture inextricable... C'est au niveau du point où commence à se ramifier le pédicule que commencent aussi à apparaître les dilatations hydatiformes. A partir du point où les villosités commencent à se ramifier, on voit leurs branches renfler d'espace en espace. Ces renflements varient de volume, depuis celui d'une noisette jusqu'à des dimensions imperceptibles à l'œil nu. Tantôt une villosité entière est métamorphosée presque complétement en une grappe de vésicules grosses à peu près comme des baies de groseilles ; dans d'autres cas, au lieu de vésicules en grand nombre, de volume peu variable, on trouve sur chaque grappe quatre à huit vésicules du volume d'une noisette, placées soit sur le trajet des branches, soit à leur extrémité. Un très-grand nombre d'autres vésicules, du volume d'un grain de chenevis, les accompagnent et sont situées soit sur les branches qui en portent, soit sur les rameaux voisins. Les villosités plus simples donnent lieu à des grappes plus simples; les ramifications sont moins considérables et les vésicules de dimensions variables moins nombreuses. » Pour nous, qui cherchons soigneusement à dégager la description, le fait de toute induction préconçue, cela revient à dire que quelquefois, dans certains points, en raison des variétés du degré d'adhérence, on peut distinguer dans ce réseau de kystes non des grappes, mais des *groupes* plus ou moins isolés des kystes voisins, et que certains kystes plus volumineux présentent quelquefois sur différents points de leur surface des kystes plus petits, et nous sommes ainsi amenés à étudier les rapports qu'affectent entre elles les vésicules adjacentes.

Les filaments qui attachent les vésicules les unes aux autres, dit H. Cloquet, sont souvent d'une extrême ténuité et semblent avoir la même organisation que la vésicule elle-même; ils se croisent mille et mille fois, et constituent une trame aréolaire formée de plusieurs couches superposées. Les vésicules, dit M. Cruveilhier, sont liées entre elles au moyen de deux, trois, quatre, cinq et six pédicules constitués par des ligaments grêles et fragiles... Les pédicules sont très-déliés ou volumineux, creux, avec ou sans communication avec la cavité de la vésicule. L'insertion, dit M. Cayla, a lieu en général au moyen d'un pédicule très-étroit; il varie de longueur de un à deux millimètres. Souvent très-ténu, il atteint parfois un millimètre d'épaisseur. Dans ce cas, il laisse refluer le liquide d'une vésicule à l'autre, mais très-souvent il est oblitéré sur un point plus ou moins étendu de son trajet. On distingue dans l'épaisseur des parois de ces grosses vésicules plusieurs vaisseaux blancs qui passent d'une vésicule à l'autre, la pénètrent, s'y ramifient et sortent pour pénétrer dans une autre vésicule, après avoir suivi isolément un trajet plus ou moins long. Les pédicules et les filets de ces vésicules sont blancs, très-résistants, dit M. Depaul. Les filaments qui tiennent réunies les unes aux autres les vésicules, dit M. Ch. Robin, sont formés de la même manière que les vésicules elles-mêmes, mais le filament du tissu cellulaire qui en occupe le centre prend davantage l'aspect fibreux et en comble la cavité.

Tout cela me semble bien un peu vague. Voici comment,

d'après mon observation, je serais tenté de formuler la chose
en établissant une distinction qui n'a point été faite : l'adhérence des vésicules a lieu par deux modes, dont le développement est, d'une manière générale, proportionnellement inverse, un pédicule et des filaments. Le pédicule, dont le diamètre est d'autant plus grand que la vésicule est moins
développée, représente dans ces cas un simple rétrécissement
circulaire et est constitué par la juxtaposition, la fusion plus
ou moins intime de la membrane interne des deux vésicules
adjacentes. Quand les vésicules se développent, l'adhérence
diminue d'étendue, et les vésicules prennent l'aspect pyriforme, puis elles tendent à se détacher, restant quelquefois re-
tenues par un pédicule fibro-cellulaire qui finit par se rompre.
A mesure que ce travail de séparation progresse, les filaments
apparaissent, s'isolent de plus en plus. Pour Vallisnieri, Millot,
ce sont des vaisseaux ; madame Boivin partage cette opinion
quand elle dit : Ces rameaux filamenteux, cette disposition
vasculaire sont sans doute les moyens de communication entre
les vésicules et de leur nutrition. Pour nous, ces filaments qui
partent de différents points de la périphérie du kyste pour se
rendre non-seulement à une vésicule voisine, mais à un groupe
de vésicules, ne sont autre chose que des débris de la membrane externe commune, ou peut-être un produit de sécrétion
en voie d'organisation.

Les vésicules communiquent-elles entre elles à travers le pédicule? Vallisnieri dit qu'elles s'emplissent aux dépens de celles
qui leur sont contiguës ; mais est-ce une hypothèse ou un fait?
M. Cayla annonce que quand le pédicule est volumineux, le liquide peut refluer d'une vésicule à l'autre ; mais, dans un
passage précédemment cité, M. Robin, qui a vu les mêmes
pièces, dit positivement que la communication n'existe pas.
Shrokius insuffle les grains d'une môle, l'air pénètre d'une vésicule à l'autre, et il conclut qu'elles communiquent entre elles.
Mais madame Boivin répète l'expérience, et elle n'ose affirmer
que l'air ait passé d'une vésicule à l'autre; elle craint de s'être
fait illusion. Littre procède de la même façon, mais il constate
seulement que les plus gros grains communiquent avec leurs

filets. M. Cruveilhier semble admettre la communication, mais il confirme seulement le même fait que Littre, « en cas de communication, une pression légère fait refluer le liquide dans le pédicule ». Quant à nous, nous l'avons cherchée, nous ne l'avons point constatée; quand nous avons cru la constater, un examen plus attentif nous a fait voir que nous avions produit une déchirure, d'où nous croyons pouvoir conclure qu'il n'y a point communication des vésicules entre elles, et nous ajoutons qu'en examinant attentivement les choses, rien ne permettait de supposer l'oblitération d'un trajet de communication antérieurement existant.

Nous ne voyons donc rien, soit dans le mode de ramification, soit dans le mode de développement des vésicules, qui permette de les rapprocher de la disposition et de l'accroissement des villosités choriales.

III. — Je viens déjà d'effleurer le troisième point qui me reste à traiter, l'examen de la *structure*, et je dois le dire, je ne l'aborde qu'avec une extrême défiance de moi-même, d'abord parce que je ne puis apporter sur ce sujet aucune observation personnelle, j'en ai donné la raison, et puis parce que je suis très-peu versé en ces matières. Mais je crois pouvoir dire qu'en présence du petit nombre de faits qui peuvent aider à la solution, il est prématuré de regarder la question comme résolue.

D'après M. Cruveilhier, la membrane du kyste est constituée par un seul feuillet laissant voir par transparence une disposition réticulée parfaitement indiquée. M. Pelvet l'a trouvée uniquement formée de granulations moléculaires. Pour M. Luys, elle est fibroïde, formée d'un accollement très-serré de fibres fusiformes, dont les noyaux sont la plupart du temps étouffés par un développement exubérant de granulations graisseuses. Celles-ci se présentent par amas irréguliers en proportions considérables dans l'épaisseur des parois des vésicules. C'est à peine si l'on distingue dans les espaces qu'elles laissent à découvert quelques noyaux de cellules. On ne constate pas de vaisseaux dans l'épaisseur des parois.

D'après madame Boivin, examinés au microscope, ces corps

vésiculaires ont paru composés d'une double membrane dans l'épaisseur de laquelle on voit un semis pulvériforme blanchâtre visible aussi à l'œil nu. Nous avons aussi constaté l'existence d'une double membrane.

M. Ch. Robin, à propos d'un cas de M. Duhamel, les voit aussi formés de deux tuniques : l'une externe, offrant la structure propre au chorion de l'homme, c'est-à-dire qu'elle se compose d'une couche mince, grisâtre, parsemée de fines granulations grisâtres et de noyaux ovoïdes inclus dans l'épaisseur de cette substance, et en outre de granulations graisseuses accidentelles, dont la quantité varie d'un point à l'autre de l'enveloppe de chaque vésicule. La tunique externe étant déchirée, l'interne fait saillie sous forme d'une vésicule pâle, hyaline, très-transparente, épaisse de un à deux centièmes de millimètre, composée uniquement de fibres de tissu cellulaire entrecroisées en toutes directions, les unes isolées, entrecroisées avec d'autres également isolées, les autres formant des faisceaux aplatis larges de un à huit centièmes de millimètre, dans lesquels les fibres sont moins flexueuses, les faisceaux se subdivisent çà et là, et s'anastomosent les uns avec les autres. Des noyaux fibro-plastiques assez abondants sont interposés aux fibres du tissu cellulaire.

Ajoutons que la face interne du kyste est lisse, la cavité en général non divisée. Seul à notre connaissance, M. Cruveilhier l'a trouvée traversée par un nombre prodigieux de lamelles et de fibres qui la transformaient en une trame aréolaire dont les mailles communiquaient toutes entre elles.

En admettant que M. Robin ait constaté plusieurs fois la même structure, il n'en est pas moins acquis :

Que les notions afférentes à la structure intime des vésicules ne reposent que sur un petit nombre de faits et sont insuffisantes;

Que cette structure présente des différences, des variétés qui sont probablement en rapport avec l'âge du produit;

Que si elle se rapproche de la structure du chorion, cette analogie n'a rien de caractéristique : des noyaux, des granulations grisâtres et graisseuses, des fibres de tissu cellulaire, des noyaux fibro-plastiques se rencontrent dans beaucoup d'autres tissus.

Enfin, quand même il y aurait non pas seulement analogie, mais identité de structure, ce seul caractère serait insuffisant pour établir une théorie.

Je conclus de ce qui précède que le siége, le mode de groupement et de développement des vésicules s'opposent à ce qu'on les considère comme une hydropisie des villosités choréales, et que la structure même ne l'établit pas.

Qu'est donc la môle hydatoïde?

Les vésicules sont pendantes dans la cavité utérine; elles siégent sur une membrane qui tapisse tantôt les parois de l'utérus, tàntôt les membranes de l'œuf. Elles ont donc pour siége la caduque directe ou réfléchie.

On peut admettre que sécrétées par les glandes de la muqueuse utérine, elles poussent devant elle la couche la plus superficielle de cette muqueuse qui recouvre ainsi l'ensemble des vésicules, et qui, moins extensible, cède, se désagrège pour constituer les filaments. A l'état normal, cette couche entoure les villosités et leur sert de gaîne ; on la retrouve donc aussi à la surface des villosités choréales normales. Cette circonstance n'a-t-elle point été une cause d'erreur?

Le microscope ne s'oppose point à cette manière de voir. M. Sirelius, de Helsingfors, a établi que pendant la grossesse non-seulement la texture de la muqueuse utérine, mais encore les éléments qui la composent se modifient, de nouvelles cellules se forment à côté de celles qui existaient déjà, se développent et se transforment continuellement. Ainsi, sur une caduque de quatre mois, la couche superficielle présente des cellules rondes de différentes grandeurs, avec noyaux et nucléoles ; au milieu une foule de noyaux ; dans les couches plus profondes les cellules sont beaucoup plus longues, et à mesure qu'on s'approche de la surface de l'utérus, elles tendent à prendre la forme de cellules fibroïdes. Çà et là, on remarque des fibres de tissu cellulaire; les cellules allongées s'entre-croisent en différentes directions. Dans la suite, les cellules se modifient, et il se produit des granulations graisseuses.

Cette structure s'éloigne-t-elle donc de celle des kystes des môles plus que le chorion et ses villosités, dont j'emprunte la description à MM. Cayla et Robin : « Le chorion à l'état normal est entièrement formé d'une substance homogène, amorphe, insoluble dans l'acide acétique, qui çà et là présente un aspect fibroïde ou strié, sans qu'on y puisse découvrir de véritables fibres. Cette substance est parsemée dans toute son étendue de fines granulations moléculaires à bords nets et foncés, à centre brillant, réfractant la lumière. Parfois peu nombreuses, elles sont dans d'autres points très-abondantes et presque toutes en contact ; au milieu des granulations sous des noyaux ovoïdes assez nets, ordinairement réguliers, renfermant un ou deux nucléoles, à bords nets et foncés, à centre brillant ; dans leur masse, fine poussière de granulations moléculaires, généralement peu abondantes, et pouvant même manquer complétement. Les villosités sont formées de la même substance fondamentale. Les seules différences consistent en ce que beaucoup de branches des villosités et quelques-unes de leurs prolongements sont, plus souvent que le chorion, striées ou fibroïdes dans le sens de leur longueur... »

Laissons donc de côté ces questions de structure, qui, quant à présent, du moins, ne nous semblent point encore devoir peser d'un grand poids dans le sujet qui nous occupe. J'ajoute que la façon dont je l'envisage permet d'en rapprocher certaines productions qui ont avec ces môles hydatiformes une certaine analogie.

Ainsi, ces kystes si bien décrits par Morgagni, et qui ont été désignés sous le nom d'œufs de Naboth, rapprochement qui avait déjà été fait par Littre et par Percy ; ainsi, les polypes vésiculaires dont M. Cruveilhier parle en ces termes : « J'ai rencontré un grand nombre de fois à la Salpétrière, tantôt dans le corps, tantôt dans le col utérin de femmes avancées en âge, des tumeurs folliculaires pédiculées ou non pédiculées, formées soit par un seul kyste folliculeux, soit par l'agglomération de deux, trois, et même d'un plus grand nombre de kystes folliculeux, lesquels soulevaient la membrane muqueuse. Les polypes vésiculaires ou utéro-folliculaires de M. Huguier ne sont autre chose qu'un kyste folliculeux ou qu'une agglomération de kystes folliculeux recouverts par la membrane muqueuse très-amincie. » Lorsque je fis ce rapprochement devant la Société médicale de Reims, M. le docteur Galliet mentionna le fait d'une femme qui, accouchée deux ans auparavant d'un enfant à terme, présenta une seconde grossesse dont la terminaison amena, à la suite de douleurs analogues à celles de l'accouchement, la sortie d'une masse de la grosseur d'une tête d'enfant. Cette masse, qui ne présentait ni membrane enveloppante ni trace de filaments correspondant au cordon ombilical, était composée de vésicules grosses comme des grains de chasselas, et présentait assez d'analogie comme aspect avec les polypes muqueux des fosses nasales. N'était-ce pas là des polypes muqueux de la face de l'utérus? ajoute M. Galliet.

N'est-on point porté à admettre qu'il y a entre ces diverses affections identité de nature et seulement différence dans le développement, la différence étant due seulement au mode de vitalité propre que l'imprégnation imprime à la muqueuse utérine?

Je termine ici cette simple esquisse. Les exigences de la profession, qui ne permettent que de rares et courtes échappées vers les grandes bibliothèques publiques, rendent les recherches de cette nature extrêmement lentes et difficiles, et si celles-ci sont assez étendues, je ne me dissimule pas combien elles sont encore incomplètes. Je ne conclus donc que d'après et pour les faits que j'ai rassemblés, et à propos de chaque point que j'ai eu à traiter, j'ai pris soin de mettre sous les yeux du lecteur les éléments qui servaient de base à mes déductions. Je ne préjuge donc rien pour les autres faits, et mon esprit restera libre de toute idée préconçue si, comme je l'espère, je complète un jour ce travail. Exigeant en matière de démonstration scientifique, je n'ignore pas que sur bien des points il laisse à désirer, et il faut que les doutes qui existent encore dans mon esprit se retrouvent même dans l'expression. C'est donc sous toutes réserves que je me résume dans la définition suivante :

Les môles hydatoïdes sont une altération particulière de l'une des faces de la membrane caduque, produite sous l'influence de l'imprégnation, consistant en la production par poussées successives, par un travail exogène, de vésicules indépendantes, adhérentes les unes aux autres, revêtues d'une membrane commune, tendant à s'isoler à mesure qu'elles se développent.

www.ingramcontent.com/pod-product-compliance
Ingram Content Group UK Ltd.
Pitfield, Milton Keynes, MK11 3LW, UK
UKHW021719130726
13696UKWH00006B/2415